BEI GRIN MACHT SICH IHR WISSEN BEZAHLT

AF125102

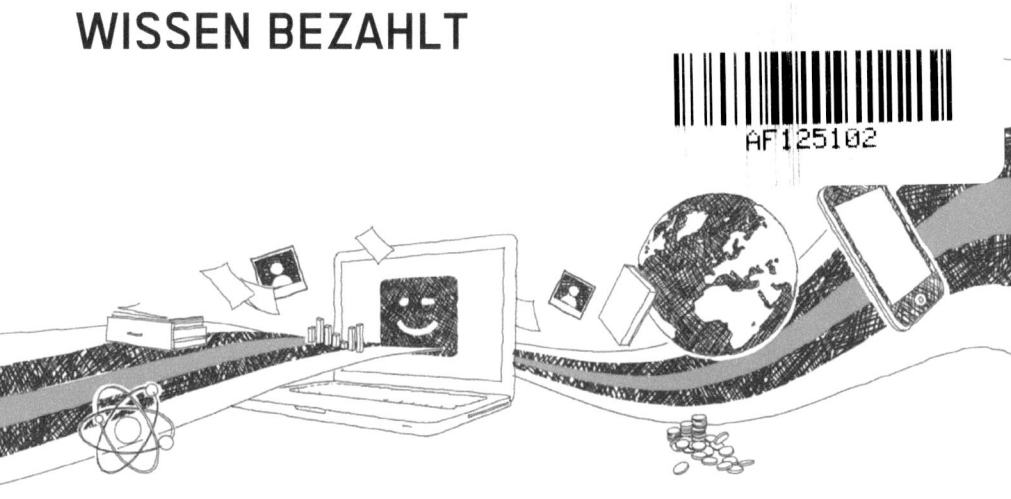

- Wir veröffentlichen Ihre Hausarbeit, Bachelor- und Masterarbeit

- Ihr eigenes eBook und Buch - weltweit in allen wichtigen Shops

- Verdienen Sie an jedem Verkauf

Jetzt bei www.GRIN.com hochladen und kostenlos publizieren

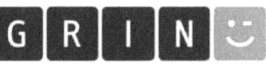

Bibliografische Information der Deutschen Nationalbibliothek:

Die Deutsche Bibliothek verzeichnet diese Publikation in der Deutschen National-
bibliografie; detaillierte bibliografische Daten sind im Internet über http://dnb.d-
nb.de/ abrufbar.

Impressum:

Copyright © 2008 GRIN Verlag, Open Publishing GmbH
Druck und Bindung: Books on Demand GmbH, Norderstedt Germany
ISBN: 978-3-668-18981-2

Dieses Buch bei GRIN:

http://www.grin.com/de/e-book/145659/rueckenerkrankungen-bei-personal-im-
medizinischen-bereich-gesundheitswissenschaftliche

Georg Kolckhorst

Rückenerkrankungen bei Personal im medizinischen Bereich. Gesundheitswissenschaftliche Zusammenhänge bei der praktischen Arbeit

GRIN Verlag

GRIN - Your knowledge has value

Der GRIN Verlag publiziert seit 1998 wissenschaftliche Arbeiten von Studenten, Hochschullehrern und anderen Akademikern als eBook und gedrucktes Buch. Die Verlagswebsite www.grin.com ist die ideale Plattform zur Veröffentlichung von Hausarbeiten, Abschlussarbeiten, wissenschaftlichen Aufsätzen, Dissertationen und Fachbüchern.

Besuchen Sie uns im Internet:

http://www.grin.com/

http://www.facebook.com/grincom

http://www.twitter.com/grin_com

„Die Bedeutung gesundheitswissenschaftlicher Zusammenhänge für die praktische Arbeit im Gesundheitswesen dargestellt anhand eines Praxisbeispiels"

Rückenerkrankungen bei Personal im rettungs- und notfallmedizinischen Bereich

Essay

an der Hochschule Magdeburg-Stendal (FH)

Vorgelegt von

Georg-W. Kolckhorst

Februar 2008

Inhaltsverzeichnis

I

1 Einleitung

Rückenerkrankungen als Teil der Muskel-Skelett-Erkrankungen zählen zu den größten Gesundheitsproblemen in Deutschland und sind die häufigsten Ursachen für Leistungen der gesetzlichen Rentenversicherungen. Sie bewirken durch zeitlich befristete Arbeitsunfähigkeiten und den damit verbundenen finanziellen Folgen, jährlich einen geschätzten volkswirtschaftlichen Gesamtbetrag von 16-22 Mrd. € (Schmidt; Kohlmann 2005).

Der Schwerpunkt der folgenden Arbeit setzt sich mit dieser Thematik Rückenerkrankungen im Rettungsdienst auseinander und versucht, Möglichkeiten zum Gegensteuern im Sinne der Gesundheitsförderung aufzuzeigen. Aufgrund der Fülle von Informationen zu dem Gegenständen Rückenerkrankungen, Risikofaktoren und Interventionsmaßnahmen, werden die einzelnen Abschnitte grundlegend bearbeitet und Auszüge zu wichtigen Inhalten aufgezeigt. Ein Vertiefen der abgehandelten Inhalte kann nur an entsprechender Stelle angedeutet werden.

Als Basis im praktischen Bezug kann von einer Standard-Rettungswache ausgegangen werden. Das Einsatzaufkommen gewichtet sich entsprechend dem Patienten-Spektrum (Schwerpunkt internistische Einsätze, ältere bewegungseingeschränkte Patienten, häufiges Bewegen von schweren Gewichten) und kann je nach Einsatzgebiet (z.B. Stadt, Land) zwischen Krankentransport und Notfalleinsatz variieren.

In den ersten beiden Kapiteln wird neben der Einleitung zum Thema der Arbeit die Fragestellung wiedergegeben. Kapitel drei verschafft über die verwendete Methode einen Überblick, mit der die relevanten Daten mit Hilfe von selektierten Schlüsselwörtern in den ausgesuchten Quellen recherchiert wurden. Die Kapitel vier (Muskel-Skelett-Erkrankungen) und fünf befassen sich mit den oft vorgefundenen berufsspezifischen Krankheitsbildern und seinen Risikofaktoren und listen schwerpunktmäßig die im Rettungsdienst gängigsten Belastungen auf. Kapitel sechs setzt sich nach einer kurzen Einführung in die Prävention bzw. Gesundheitsförderung mit den jeweiligen dazugehörigen einzelnen Optionen auseinander und nennt Möglichkeiten passend zum Rettungsdienst. Abschließend werden im Kapitel sieben die Ergebnisse zusammengefasst und ein kurzer Ausblick wiedergegeben.

2   Fragestellung und Ziel der Arbeit

Die Fragestellung zum Thema der Arbeit „Die Bedeutung gesundheitswissen-schaftlicher Zusammenhänge für die praktische Arbeit im Gesundheitswesen dar-gestellt anhand eines Praxisbeispiels" setzt sich mit folgender Fragestellung aus-einander:

Welche Möglichkeiten der Gesundheitsförderung bzw. Prävention gibt es für Mitarbeiter im Rettungsdienst, um der Prävalenz von Rückenerkrankungen entge-genzuwirken?

Ziel der Arbeit ist es, einen kurzen Gesamtüberblick über die Problematik des Berufsbereiches Rettungswesen, mit seinem Personal (u.a. Rettungssanitäter, Rettungsassistenten), in Bezug auf Rückenerkrankungen und seinen Möglichkeiten der Kompensation durch die Prävention bzw. Gesundheitsförderung wiederzugeben. Dabei wird eine selektive Einsicht in die typischen Hürden des Berufsbildes gegeben, die sich in der Regel durch physische und psychische Belastungen determinieren.

3   Methode

Die Arbeit basiert auf einer Literaturrecherche. Zur Auswahl gekommene Daten werden in einem Gesamtüberblick in einzelne Punkte aufgearbeitet und an ent-sprechenden Stellen der Gliederung differenziert.

3.1   Schlüsselbegriffe

Die Recherche und Sichtung der Quellen gliederte sich in zwei Teilabschnitte. Im ersten Teil wurden zur Thematik passende relevante Begriffe, wie Rückenerkran-kungen und Rettungsdienst, zur Suche erster Grundlageninformationen verwendet. Der zweite Teil strukturiert sich in der Suche nach Informationen aus dem Schneeballprinzip.

Die herangezogenen Schlüsselbegriffe wurden korrespondierend dem sprachlichen Schwerpunkt (Deutsch, Englisch) der jeweiligen Suche und Datenbank angepasst.

Tabelle 1: Schlüsselbegriffe für die Suche nach Informationsmaterial

Schlüsselbegriffe für die Suche nach Informationsmaterial		
Rückenprobleme	Rückenerkrankungen	Folgeerkrankungen
Wirbelsäulenerkrankungen	Arbeitsunfähigkeit	Ursachen, Auslöser
Rettungsdienst	Alter	Berufskrankheit
Gesundheitsförderung	Geschlecht	Muskel-Skelett-Erkrankungen
Prävention		

Quelle: Eigene Darstellung

3.2 Ein- und Ausschlusskriterien

Die Ergebnisse aus der Suche nach Informationsmaterial wurden, gemäß den definierten Ein- und Ausschlusskriterien, in einer Vorauswahl bewertet und unter der späteren Verwendung berücksichtigt. Das für die Auswahl in Frage kommende Alter des Informationsmaterials bekommt eine Gewichtung nach der Aktualität und Forschungsstand. Der festgelegte Zeitraum beginnt ab dem Jahr 2000.

Tabelle 2: Ein und Ausschlusskriterien

Einschlusskriterien	Ausschlusskriterien
Deutsch- und englischsprachiges Informations-material	Fremdsprachiges Informationsmaterial (z.B. Spanisch, Französisch)
Fachspezifische Datenquelle (z.B. Medline, DIMDI)	Nicht wissenschaftlich repräsentative Datenquellen
Informationsmaterial nach 2000, mit hoher Priorität	Veraltetes Informationsmaterial
Studien, Metastudien	Unvollständige Veröffentlichungen
Habilitation, Dissertationen, Fachartikel	

Quelle: Eigene Darstellung

3.3 Datenquellen

Bei der Recherche nach Grundlagen und relevanten Daten wurde das Schnee-ballprinzip angewendet. Die in den Literaturverzeichnissen verwendeten und empfohlenen Quellen wurden entsprechend des Prinzips für weitere Informations-gewinnung und Verfolgung benutzt. Folgende Datenarchive kamen zum Einsatz bei der Gewinnung von entsprechendem Material (siehe Tabelle 3).

Tabelle 3: Verwendete Informationsquellen

Datenquelle	Art der Daten
Robert-Koch-Institut (R.K.I.)	Daten über medizinischen hygienischen Themen. In erster Linie Deutschland betreffend.
DIMDI	Sammeldatenbank für Informationsgewinnung.
Google Scholar	Suchmaschine für wissenschaftliche Literatur.
Universitätsbibliothek Bochum	Sammeldatenbank für u.a. medizinische, mikrobiologische und gesundheitspolitische Informationen.
Berufsverband Rettungsdienst	http://www.dbrd.de/content/cms/front_content.php
Europäische Agentur für Sicherheit und Gesundheitsschutz am Arbeitsplatz	http://de.osha.europa.eu/topics/belastungen_des_muskel-skelett-systems/forschung_msd/
Unfallkasse Hessen	http://www.ukh.de/
Bundesanstalt für Arbeitsschutz und Arbeitsmedizin	http://www.baua.de/
Deutsche gesetzliche Unfallversi-cherung	http://www.dguv.de/inhalt/index.html

Quelle: Eigene Darstellung

4 Muskel-Skelett-Erkrankungen

Muskel-Skelett-Erkrankungen (MSE) stehen an erster Stelle der Arbeitsunfähig-keitsstatistiken und verursachen damit etwa ein Drittel der krankheitsbedingten Arbeitsausfallzeiten (Grifka; et al. 2005). Monetär betrachtet fallen ihnen etwa 30%

der Kosten aller Muskel-Skelett-Erkrankungen zu (Lundberg; Jahansson 2000). Eine der dominierensten Rollen von MSE spielen die Rückenerkrankungen neben Erkrankungen und Verletzungen der Extremitäten.

4.1 Allgemeine Definition von Rückenerkrankungen

Rückenerkrankungen lassen sich in ihrer Lokalisation in vier große Areale differenzieren. Bereich der Brust- und Lendenwirbelsäule, der Glutealregion sowie im Bereich des Nacken, Schulter und den Hüften. Als Hauptsymptom lassen sich hier in erster Linie Schmerzen und darauf resultierende Folgen, z.B. Bewegungseinschränkungen, festhalten. Unter ätiologischer Sicht wird eine Unterteilung in spezifische und unspezifische Rückenschmerzen gemacht. Spezifische Rückenschmerzen beziehen sich auf eine somatische Ursache, wie z.B.: entzündliche, traumatische oder tumoröse Veränderungen an der Wirbelsäule, Bandscheibenvorfälle und -vorwölbungen, welche Druck auf Nerven ausüben sowie die Gruppe der systematischen Erkrankungen wie Osteoporose und chronische Polyarthritis (Lühmann; Zimolong 2006). In den folgenden Abbildungen eins und zwei wird exemplarisch ein Bandscheibenvorfall dargestellt:

Abb. 1: Bandscheibenvorfall,
    Wirbelsäulenlängsschnitt (links)

Abb. 2: Großer lumbaler Bandscheibenvorfall,
    Wirbelquerschnitt (rechts)

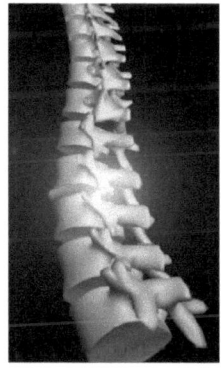
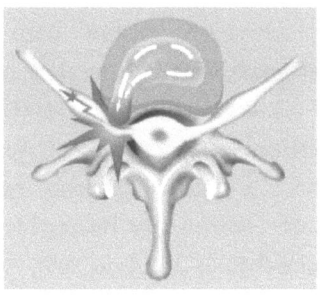

Von unspezifischen Rückenschmerzen wird gesprochen, wenn sich keine somatischen Auslöser oder auch keine zentralen Pathomechanismen identifizieren lassen (Lühmann; Zimolong 2006). Etwa 80 bis 85% der gesamten Rückenschmerzen fallen darunter (Burton; et al 2004) und werden entsprechend klassifiziert (z.B. nach der „Internationalen Statistische Klassifikation der Krankheiten und verwandter Gesundheitsprobleme" Version 10 (ICD10) im Schlüssel M54.9). Welchen Verlauf Rückenschmerzen nehmen, hängt von verschiedenen Voraussetzungen ab. Es hat sich gezeigt, dass ca. 70% einen rezidivierenden Charakter ausbilden, insgesamt jedoch wird in akute, subakute und chronische Formen kategorisiert (Lühmann; Zimolong 2006).

4.2 Verteilung und Risikofaktoren

70 bis 80% aller Erwachsenen haben in ihrem Leben mindestens einmal an Rückenschmerzen gelitten (Brock 2007, Neuhauser, et al. 2005). Es lässt sich dabei eine alters- und geschlechtsspezifische Gewichtung feststellen. Bei dem Auftreten von Rückenschmerzen sind Frauen deutlich stärker betroffen als Männer (Abhängig von der Altersgruppe). Mit zunehmenden Lebensalter der Disponierten wird oft eine gipfelartige Häufung der Beschwerden beobachtet (Neuhauser, et al. 2005).

Rückenbeschwerden (z.B. Schmerzen) bezogen auf Berufsgruppen, spiegeln entsprechend der Risikofaktoren die jeweiligen Belastungen wieder. Ein Ermitteln korrespondierender, wissenschaftlich fundierter Daten zu den einzelnen Berufsgruppen ist nur schwer ausführbar und speziell für die Berufsgruppe Rettungsdienst bis zum jetzigen Zeitpunkt nur in wenigen Fällen umgesetzt. Die in dem ersten Bundesgesundheitssurvey von 1998 ermittelten Werte nach Rückenschmerzen, stellen dazu eine Orientierung, bezogen auf die Gesamtbevölkerung dar. In einer dazu passenden Auswertung von Schneider findet u.a. ein Vergleich verschiedener Berufsgruppen statt. Das Status quo der Betroffenen im Rettungsdienst wird allerdings in der Veröffentlichung nicht erwähnt. In der Auswertung nach verwandten Berufgruppen aus dem Gesundheitswesen zum Rettungsdienst (z.B.: Kranken- und Gesundheitspflege. Stichprobengröße 202, bzw. 205), lässt sich eine orientierende Punktprävalenz (7 Tage) von 43% und eine Jahresprävalenz von 65% ermitteln (Schneider 2006).

Rückschließend projiziert auf die Berufsgruppe des Rettungsdienstes, lassen sich ähnliche Prävalenzen dort vermuten. Ein ähnliches vorläufiges Ergebnis wird aus einer Studie durch Gebhardt in Anlehnung an Nübling und Andere in einer Schriftreihe der Bundesanstalt für Arbeitsschutz und Arbeitsmedizin (Gebhardt; et al. 2006) erwähnt: „Erkrankungen des Muskel-Skelett-Systems werden somit zwar am häufigsten genannt, die Prävalenz ist jedoch geringer als z.B. bei Pflegepersonal, was u.a. an dem vergleichsweise geringen Altersdurchschnitt des hier befragten Rettungsdienstpersonals liegen könnte" (Gebhardt; et al. 2006: 60).

Als weitere Säule zum Einschätzen eines Erkrankungsrisikos ist die Beurteilung von Risikofaktoren mit möglichem disponierendem Effekt auf Rückenerkrankungen. An dieser Stelle sei erwähnt, dass die genannten Risikofaktoren ein komplexes Zusammenspiel bei der Entstehung und dem Verlauf von Rückenerkrankungen darstellen. Sie können nicht immer exakt einer Diagnose zu geordnet werden (Schmidt; Kohlmann 2005).

Tabelle 4: Allgemeine Risikofaktoren

Auszug allgemeiner Risikofaktoren mit einem möglichen negativen Effekt
• Positive Schmerzanamnese (frühere Rückenschmerzen).
• Bewegen von schwerem Gewichten (z.B.: bei Überkopfarbeiten, mit Rumpfdrehungen, heben, tragen, ziehen, schieben), Ganzkörpervibrationen.
• Stress, Depressivität, Somatisierung, schmerzbezogene Kognitionen (durch z.B.: Schichtdienst, Nachtarbeit, Zeitdruck, hohe Verantwortung).
• Psychosoziale Arbeitsplatzmerkmale (geringe Arbeitsplatzzufriedenheit, soziale Konflikte).
• Lebensgewohnheiten (z.B.: zu mangelnde Freizeitbewegung, unausgewogene Ernährung (z.B.: zu Fett, Vitamin- und Ballaststoffarm), übermäßiger Alkoholkonsum, Nikotinkonsum.
• Persönlicher sozialer Status (z.B. geringes Bildungsniveau, Einkommen).

Quelle: Eigene Darstellung (Schmidt; Kohlmann 2005)

5 Auswirkungen auf den Rettungsdienst

Unter Berücksichtigung des Rettungsdienstbereiches sind dort viele dieser Faktoren zu erkennen (Tabelle 4). Den im Rettungsdienst beschäftigten Mitarbeitern werden, durch ihr Berufsprofil bedingt, hohe physische und psychische Anforderungen (z.B. Verantwortung für die Gesundheit von Menschen, schwere Lasten bewegen, Einsatzfahrten mit Blaulicht) gegenübergestellt. Diese werden unterschiedlich belastend empfunden, verarbeitet und entsprechend bewertet (Abhängig von Geschlecht, Bildungsstand, Alter der Arbeitskraft) (Gebhardt, et al. 2006).

In einer Befragung von 2004 an 22 Rettungswachen (Deutsches Rotes Kreuz) mit vier unterschiedlichen Standorten, wurden von den dort beschäftigten Mitarbeitern selbst einschätzend, subjektiv die Belastungsfaktoren: schwere körperliche Tätigkeit, Umgang mit schweren Lasten (speziell heben, tragen, halten, ziehen und schieben), Wochenend- und Schichtarbeit in aller Regel als beanspruchend wiedergegeben. Am häufigsten allerdings treten die Belastungen (Gebhardt; et al. 2006): Verantwortung für Menschen haben, bei Einsätzen mit wichtigen Entscheidungen (bezogen auf das Wohl und die Gesundheit der Patienten, oft unter Zeitdruck), arbeiten im Schichtdienst und unter körperlicher Belastungen (wie oben) (speziell heben, tragen, halten, ziehen und schieben) auf (Gebhardt; et al. 2006). Reaktion des Körpers auf Notfalleinsätze kamen bei der Messung von Puls und Cortisolwerte zu folgenden Ergebnissen: Signifikanter Anstieg von Puls und Cortisolwerte, besonders zu Einsatzbeginn (Gebhardt; et al. 2006), was auf einen erhöhten Stressfaktor schließen lässt.

Inwieweit diese rettungsdienstbedingten Einflüsse als Pathomechanismus breit gefächert auf die Mitarbeiter letztendlich direkt wirken, lässt sich nur teilweise und vereinzelt ermitteln, dahingehend besteht Forschungsbedarf.

6   Gesundheitsförderung

Die in den vorausgegangenen Abschnitten beschriebene Problematik des Rettungsdienstpersonals, mit seinen beruflich bedingten Einflüssen, stellt eine Berufsgruppe heraus, für die ein Handlungsbedarf im Sinne der Gesundheitsförderung und Prävention widergespiegelt wird. Inwieweit die jeweiligen Instrumente aus dem New Public Health zum Einsatz kommen, hängt von multikausalen Faktoren ab, die für den jeweiligen Einzelfall individuell bemessen werden sollten.

Als Handlungsfeld und Adressat bietet sich hier die betriebliche Gesundheitsförderung an, deren Ziel u.a. darin besteht, Gesundheitsressourcen strategisch und methodisch, bezogen auf Mitarbeiter, zu stärken, zu erweitern und auszubauen. Die hierfür verwendeten Disziplinen primoridale (Gesundheitsförderung) und primäre Prävention stehen im Vordergrund. Grundvoraussetzungen für ein erfolgreiches Programm in einem Betrieb, ist die ganzheitlichstrukturelle Integration (in Hierarchie, Kultur) der

Gesundheitsförderung und Prävention. Förderlich ist hier ein Gesundheitsmanagement, z.B. eingegliedert im betrieblichen Qualitätsmanagement.

Die Wirkung der primoridalen und primären Prävention bezieht sich in erster Linie darauf, eine gesündere Lebenswelt für die jeweiligen Mitarbeiter zu schaffen. Den jeweiligen persönlichen gesundheitlichen Status im Sinne der Salutogenese zu erhalten und zu stärken bzw. unter der Betrachtung der Kontinuumskonzeption von Gesundheit und Krankheit eine möglichst lang wirkende Verbesserung zu erzielen. Der dafür verwendete Weg von beiden Präventionen unterscheidet sich dabei allerdings zu den anderen (Die tertiäre Prävention setzt an der Begrenzung bzw. Ausgleich von Krankheitsfolgen an, dagegen befasst sich die sekundäre Prävention mit der Früherkennung und Therapie von Erkrankungen).

Abb. 3: Prävention und Gesundheitsförderung

(Primordiale Prävention) bzw. Gesundheits-förderung	Primäre Prävention	Sekundäre Prävention	Tertiäre Prävention
Verbesserung von Lebensbedin-gungen / Ressourcen. Empowerment	Abschalten von Gefahren (Risikofaktoren)	Früherkennung und Therapie von Erkrankungen	Begrenzung bzw. Ausgleich von Krankheitsfolgen

Quelle: Eigene Darstellung nach Hurrelmann und Laaser (Hurrelmann; Laaser 2003) und Seidel (Seidel; et al. 2007)

6.1 Primordiale Prävention (Gesundheitsförderung)

Das Ziel der Gesundheitsförderung ist es, einen Prozess in Gang zu setzen, der den Menschen ein höheres Maß an Selbstbestimmung über ihre Gesundheit ermöglicht und sie zur Stärkung ihrer Gesundheit befähigt. Die Förderung der Gesundheit geht dabei über die Formung und Beeinflussung des persönlichen Lebensstils hinaus (Hering; Beerlage 2004). Bezogen auf den Menschen heißt das u.a., dass dieser selbst befähigt wird, die eigene Umwelt mit ihren Zusammenhängen zu verstehen, sie bewusst und gezielt zu seinen Gunsten zu beeinflussen (z.B. erhalten und stärken von Gesundheitsressourcen und –

potentialen). Unter diesem Sinn betrachtet, schließt Gesundheitsförderung die Prävention mit ein (Hurrelmann; Laaser 2003).

Für Mitarbeiter innerhalb einer fest definierten Organisation (Rettungswache) bietet sich das Konzept der betrieblichen Gesundheitsförderung an. Die Teilnahme an Gesundheitsprogrammen am Arbeitsplatz ermöglicht eine sehr viel höhere Bereitschaft als in anderen Lebensbereichen, besonders wenn die Maßnahmen während der Arbeitszeit stattfinden. Des Weiteren fällt positiv auf, dass die Belegschaft einer Organisation als ein soziales Netzwerk gesehen werden kann, das den Einzelnen bei Veränderungen seines Gesundheitsverhaltens unterstützt (Hurrelmann; Laaser 2003). Die in der betrieblichen Gesundheitsförderung zur Auswahl gekommenen und integrierten Programme sollten möglichst langfristig orientiert werden. Vorteile der betrieblichen Gesundheitsförderung sind unter guten Bedingungen: z.B. Rückgang des Krankenstandes, Verbesserung des Betriebsklimas und Arbeitsleistung. Für ein erfolgreiches Initiieren sind ein strategisches, partizipatives und ein organisationsweites Vorgehen (z.B. Gesundheitszirkel) erforderlich (Hurrelmann; Laaser 2003). Eine der wichtigen Bestandteile des Managements der betrieblichen Gesundheitsförderung ist neben der Erhebung relevanter Gesundheitsrisiken auch die regelmäßige Evaluation der angebotenen Programme.

6.2   Primäre Prävention

Hauptaugenmerk der primären Prävention stellen die Risikofaktoren dar, dabei wird versucht, diese rechtzeitig zu erkennen und entgegenzuwirken oder vorzubeugen (siehe Abb. 3), damit durch sie keine negativen Störungen in ihrer Wirkung auf den Menschen entstehen können. Ideal hier ist die zielgruppenspezifische Orientierung. Einzelne an den Risikofaktoren abgeleitete Strategien der primären Präventionsmaßnahmen können vielfältig sein und unterschiedlich realisiert werden. In wieweit diese sich erfolgreich entwickeln, lässt sich im Vorhinein nicht mit Sicherheit festmachen. In einer Untersuchung von Lühmann und Zimolong zu Präventionsmaßnahmen in Bezug auf Rückenschmerzen, wurden verschiedene näher betrachtet. Ausgehend von entsprechenden Studien mit positiv wirksamen Ergebnis primärer Präventionsmaßnahmen, im Rahmen einer betrieblichen Gesundheitsförderung, stellen diese sich im Bereich der Verhaltens- und Verhältnisprävention dar

(Lühmann; Zimolong 2006). Der Bereich der Verhaltenprävention umfasst körperliche Bewegungs- und Trainingsprogramme zusammen mit Informationen und verhaltensmodifizierten Elementen, die Verwendung von Hilfsmitteln (z.B.: lumbale Stützgürtel bei Hochrisiko-Mitarbeitern) und die Umsetzung von multidimensionalen verhaltensbezogenen Programmen (Oft angeboten in modernen Rückenschulen. Der Schwerpunkt liegt hier häufig auf kognitive-verhaltenstherapeutische Komponenten). Der Bereich der Verhältnisprävention setzt ergonomische Maßnahmen (Beseitigen von Gestaltungsfehler am Arbeitsplatz (ergonomisch und psychosozial)) um, die zusammen mit Schulungen und Trainingseinheiten angeboten, eine nachhaltige Wirkung erzielen (Lühmann; Zimolong 2006).

Ein exemplarisches Umsetzungsbeispiel zeigt hier die Berufsfeuerwehr Hannover, welche in 2003 ein Programm zur betrieblichen Gesundheitsförderung initiierte. Auszüge einzelner Bestandteile sind: Durchführen einer Mitarbeiterbefragung zum Thema Gesundheitsförderung, Dienstsportförderung (Rückenschule, Schwimmen), Führungskräfteschulungen, Wahrnehmen von Arbeitssicherheit- und Arbeitsschutzgesetzen (z.B. arbeitsmedizinisch), Betreuung bei belastenden Einsätzen, einbetten einer fachlichen Betreuung und Unterstützung durch die AOK, Universität Hannover, Institut Gesundheitsconsulting (Krentzlin; Schneider 2006).

7   Ergebnis und Aussichten

Rückenerkrankungen sind eine sehr häufig anzutreffende Erkrankung in der heutigen Zeit (Lundberg; Johansson 2000). Verantwortliche Auslöser, Risikofaktoren sind vielfältig (z.B.: Stress, schwer Heben) und teilweise nicht klar identifizierbar (Gebhardt, et al. 2006). Sie haben oft weit reichende Folgen für die Erkrankten und können sich z.B. in Bewegungseinschränkung und Schmerzen darstellen (Lühmann; Zimolong 2006). Mit einer der häufigsten betroffenen Berufgruppen im Gesundheitswesen ist neben der Krankenpflege (Schneider 2006) der Rettungsdienst (Gebhardt; et al. 2006). In diesem Berufsbereich wirken hohe psychische und physische Belastungen auf die Mitarbeiter ein. Diese reichen hierbei vom schwere Lasten bewegen, über Schichtdienst bis hin zum verantwortlichem Umgang mit schwerkranken Patienten (Gebhardt; et al. 2006, Schmidt; Kohlmann 2005).

Als eine der Ansatzmöglichkeiten in der Bekämpfung von Rückenerkrankungen hebt sich die betriebliche Gesundheitsförderung mit der Diszieplin der primären Prävention hervor. Das Hauptziel dort ist die Früherkennung und Beseitigung oder Verringerung von Risikofaktoren (Seidel; et al. 2007), die sich entsprechend negativ auswirken. Entwickelte positive Wirkungen der betrieblichen Gesundheitsförderung sind Verbesserung des Betriebsklimas sowie der Arbeitsleistung und ein geringerer Krankenstand. Eine der Maßnahmen der primären Präventionen sind „multidimensionale verhaltensbezogene Programme" die unter Anleitung moderner Rückenschulen angeboten werden (Lühmann; Zimolong 2006). Diese bieten progessiv betrachtet gute Erfolgsaussichten.

Ein konsequenteres und engagierteres Umsetzen von gesundheitsfördernden Maßnahmen, eingebettet in einer betrieblichen Gesundheitsförderung, entsprechender Arbeitgeber im Rettungsdienst, würde eine realisierbare Verbesserung suboptimaler Faktoren am Arbeitsplatz sowie eine Verbesserung von Gesundheits-Potentialen und -Ressourcen bewirken. Nicht zu vergessen ist hier die Partizipation der Zielgruppe (Hurrelmann; Laaser 2003), um nicht nur den Leitgedanken der Gesundheitsförderung zu erfüllen, sondern vielmehr eine Akzeptanz zu schaffen, die die Grundlage für eine persönliche Verbesserung der Lebensbedingungen des Mitarbeiters bietet. Ebenfalls von positiver Bedeutung sind eine organisationsweite Initiierung (z.B. gekoppelt in einem Qualitätsmanagement) sowie eine regelmäßige Evaluation der betrieblichen Gesundheitsförderung in Verbindung mit einer entsprechend angepassten Optimierung.

Gesundheitswissenschaftliche Zusammenhänge zeigen immer wieder von neuem, wie wichtig ihre Beachtung und ein gezieltes und gut vorbereitetes Gegensteuern sind. Sie bieten die Möglichkeit, durch Stärkung der Gesundheit und Ausschalten von Risikofaktoren, die Wahrscheinlichkeit, eine Krankheit zu bekommen bzw. zu verringern und oder auszuschalten und neben ökonomischen Einsparungen auch die Lebensqualität sowie Gesundheit zu verbessern. Resultierende gesundheitsfördernde Maßnahmen können unter verschiedenen Rahmenbedingungen (z.B. bestimmten Settings) initiiert werden und erreichen unter Beachtung der Voraussetzungen einer Umsetzung zu begrüßende Ergebnisse.

8   Literaturverzeichnis

Brock, M. (2007): Die mikrochirurgische lumbale Bandscheiben-Operation. Die mikrochirurgische lumbale Bandscheiben-Operation: Vergleich der transmuskulären Zugangstechnik mit dem subperiostalen Standardzugang, Diss., Universität Hamburg.

Burton, AK.; Eriksen, HR.; Leclerc, A.; et al. (2004): European Guidelines. European Guidelines for Prevention in Low Back Pain, http://www.backpaineurope.org/web/files/   WG3_Guidelines.pdf (31.01.2008).

Gebhardt, H.; Klußmann, A; Maßbeck, P; et al. (2006): Sicherheit und Gesundheit im Rettungsdienst. Sicherheit und Gesundheit im Rettungsdienst. Schriftreihe der Bundesanstallt für Arbeitsschutz und Arbeitsmedizin, Wirtschaftsverlag NW, Dortmund, Berlin, Dresden.

Grifka, J.; Linhardt, O.; Liebers, F. (2005): Mehrstufendiagnostik. Mehrstufendiagnostik von Muskelskeletterkrankungen, Schriftreihe der Bundesanstalt für Arbeitsschutz und Medizin, Herausgeber: Bundesanstalt für Arbeitsschutz und Arbeitsmedizin, 2. Aufl., Wirtschaftsverlag NW, Dortmund, Berlin, Dresden, S. 4.

Hering, T.; Beerlage, I. (2004): Prävention und psychosoziale Gesundheitsförderung. Retten als Arbeit zwischen Routine und Katastrophe. Prävention und psychosoziale Gesundheitsförderung. Hrsg.: Kleiber, D., Profil Verlag, München, Wien, 10.

Hurrelmann, K.; Laaser, U. (2003): Handbuch Gesundheitswissenschaften. Handbuch Gesundheitswissenschaften, 3. Aufl., Juventa Verlag, Weinheim, Münschen..

Krentzlin, M.; Schneider, G. (2006): Rettungsdienst

Fit bleiben im Rettungsdienst - Teil 1: Grundsätzliches. Rettungssdienst, 29, 2, S. 42-43.

Krentzlin, M.; Schneider, G. (2006): Rettungsdienst.

Fit bleiben im Rettungsdienst - Teil 2: Das Gesundheitsförderungsprogramm der BF Hannover. Rettungsdienst, 29, 3, S. 24-26.

Lühmann, D.; Zimolong, B. (2006): Prävention von Rückenerkrankungen.

Prävention von Rückenerkrankungen in der Arbeitswelt, http://www.ruhr-uni-bochum.de/imperia/md/content/psy_auo/rueckenpraevention.pdf (31.01.2008).

Lundberg, U.; Johansson, G. (2000): Stress and Health Risks.

Stress and Health Risks in Repetitive Work and Supervisory Monitoring Work, in: Backs, R.W.; Boucsein, W.: Engineering Psychophysiology - Issues and Applications. Lawrence Erlbaum Associates, Publishers, Mahwah, New Jersey, London, S. 339-359.

Neuhauser, H.; Ellert, U.; Ziese, T. (2005): Chronische Rückenschmerzen.

Chronische Rückenschmerzen in der Allgemeinbevölkerung in Deutschland 2002/2003: Prävalenz und besonders betroffene Bevölkerungsgruppen, Gesundheitswesen, 67, S. 685-693.

Rehfeld, U. G. (2006): Gesundheitsbedingte Frühberentung.

Gesundheitsbedingte Frühberentung Gesundheits-Berichterstattung des Bundes, Hrsg. Robert-Koch-Institut, Berlin, Heft 30.

Schmidt, C. O.; Kohlmann, T. (2005): Syndrom Rückenschmerz.

Was wissen wir über das Symptom Rückenschmerz? Epidemiologische Ergebnisse zu Prävalenz, Inzidenz, Verlauf, Risikofaktoren, Z Orthop, 143, S. 292-298.

Schneider, S. (2006): Prävalenz und Epidemiologie des Rückenschmerzes.

Prävalenz und Epidemiologie des Rückenschmerzes in der Bundesrepublik Deutschland, Habilitationsschrift, Ruprecht-Karls-Universität, Heidelberg.

Sciencephotolibrary (2008): Slipped disc.

Slipped disc, http://www.sciencephoto.com (31.01.2008)

Sciencephotolibrary (2008): Herniated Disc.

Large Lumbar Herniated Disc, http://www.sciencephoto.com (31.01.2008).

Seidel, D.; Sohlbach, T.; et al. (2007): Arbeitsbedingte Berufskrankheiten.

Arbeitsbedingte Berufskrankheiten Gesundheitsberichterstattung des Bundes, Hrsg. Robert-Koch-Institut, Berlin, Heft 38.

9 Abbildungs- und Tabellenverzeichnis

Abbildungen **Seite**

Tabellen

BEI GRIN MACHT SICH IHR WISSEN BEZAHLT

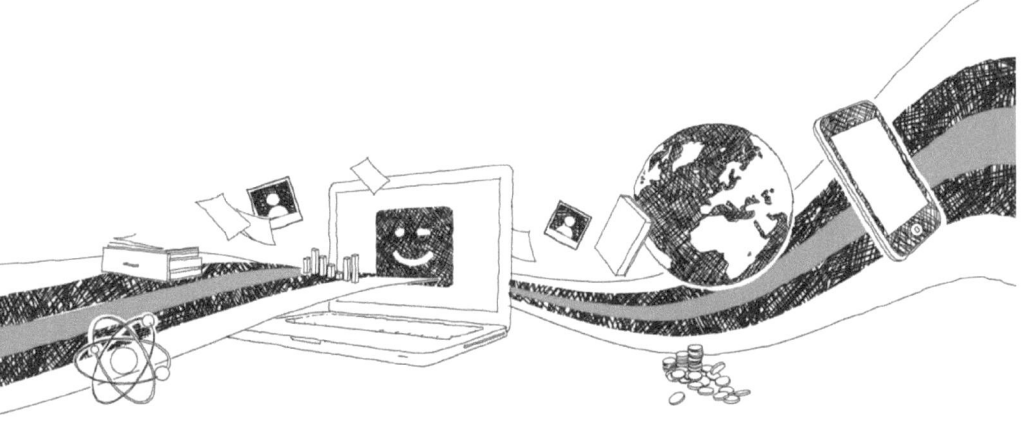

- Wir veröffentlichen Ihre Hausarbeit, Bachelor- und Masterarbeit

- Ihr eigenes eBook und Buch - weltweit in allen wichtigen Shops

- Verdienen Sie an jedem Verkauf

Jetzt bei www.GRIN.com hochladen und kostenlos publizieren